BEI GRIN MACHT SICH IHR WISSEN BEZAHLT

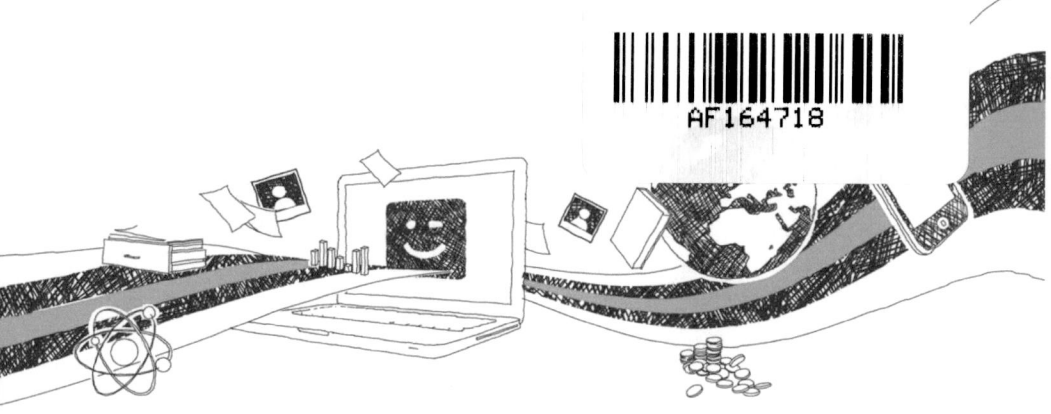

- Wir veröffentlichen Ihre Hausarbeit, Bachelor- und Masterarbeit

- Ihr eigenes eBook und Buch - weltweit in allen wichtigen Shops

- Verdienen Sie an jedem Verkauf

Jetzt bei www.GRIN.com hochladen und kostenlos publizieren

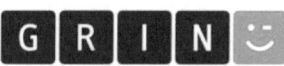

Bibliografische Information der Deutschen Nationalbibliothek:

Die Deutsche Bibliothek verzeichnet diese Publikation in der Deutschen Nationalbibliografie; detaillierte bibliografische Daten sind im Internet über http://dnb.d-nb.de/ abrufbar.

Dieses Werk sowie alle darin enthaltenen einzelnen Beiträge und Abbildungen sind urheberrechtlich geschützt. Jede Verwertung, die nicht ausdrücklich vom Urheberrechtsschutz zugelassen ist, bedarf der vorherigen Zustimmung des Verlages. Das gilt insbesondere für Vervielfältigungen, Bearbeitungen, Übersetzungen, Mikroverfilmungen, Auswertungen durch Datenbanken und für die Einspeicherung und Verarbeitung in elektronische Systeme. Alle Rechte, auch die des auszugsweisen Nachdrucks, der fotomechanischen Wiedergabe (einschließlich Mikrokopie) sowie der Auswertung durch Datenbanken oder ähnliche Einrichtungen, vorbehalten.

Impressum:

Copyright © 2017 GRIN Verlag
Druck und Bindung: Books on Demand GmbH, Norderstedt Germany
ISBN: 9783668727939

Dieses Buch bei GRIN:

https://www.grin.com/document/428952

Tilman Vogt

Psychiatriewesen im Saarland unter nationalsozialistischem Einfluss

Der Wandel des Gesundheitswesens- und Psychiatriewesens 1935 - 1939

GRIN Verlag

GRIN - Your knowledge has value

Der GRIN Verlag publiziert seit 1998 wissenschaftliche Arbeiten von Studenten, Hochschullehrern und anderen Akademikern als eBook und gedrucktes Buch. Die Verlagswebsite www.grin.com ist die ideale Plattform zur Veröffentlichung von Hausarbeiten, Abschlussarbeiten, wissenschaftlichen Aufsätzen, Dissertationen und Fachbüchern.

Besuchen Sie uns im Internet:

http://www.grin.com/

http://www.facebook.com/grincom

http://www.twitter.com/grin_com

Universität des Saarlandes
Fachrichtung Geschichte 3.4
Wintersemester 2016/17
Pflichtfachmodul: Fachwissen – Grundmodul 1: NG
Proseminar: Ausgegrenzt – ermordet – verdrängt. Die Geschichte von Psychiatriepatienten
während des Nationalsozialismus.

Der Wandel des Gesundheits- und Psychiatriewesens im Saarland 1935 – 1939 unter nationalsozialistischem Einfluss

Tilman Vogt

Lehramt Geschichte LS1
1. Fachsemester

Abgabetermin: 31.3.2017

Der Wandel des Gesundheits- und Psychiatriewesens im Saarland 1935 – 1939 unter nationalsozialistischem Einfluss

Inhaltsverzeichnis:

1. Einleitung 2

2. Die Gründungsgeschichte der Anstalten Homburg Saar und Merzig 2

3. Rassenhygiene im Nationalsozialismus und ihr Ursprung 3

4. Der nationalsozialistische Einfluss auf die Ärzteschaft im Saarland 6

5. Die Zentralisierung des Gesundheitssystem im Saarland nach 1935 8

6. Das Schicksal der Anstaltspatienten im Saarland nach 1935 9

7. Zusammenfassung 12

8. Quellen- und Literaturverzeichnis 13

9. Internetquellen 14

Proseminar:Ausgegrenzt – ermordet – verdrängt. Die Geschichte von Psychiatriepatienten

Thema: Der Wandel des Gesundheits- und Psychiatriewesen im Saarland 1935-1939 unter nationalsozialistischem Einfluss

1. Einleitung

„Zwei Ziele wollte Hitler vordringlich in die Tat umsetzen: ein außenpolitisches, das Streben nach Weltherrschaft, und die Rassendoktrin."[1] Mit Letztgenanntem verbunden waren auch rassenhygienische Forderungen des NS-Regimes. Nach den Gesetzen zur Rassenhygiene konnten „Erbkranke" und somit als „unheilbar" diagnostizierte Personen zwangssterilisiert oder in eine psychiatrische Anstalt eingewiesen werden. Dem aktuellen Forschungsstand nach, lag die Zahl der Anträge zur Durchführung der Zwangssterilisation im Saarland 1935 bei 42 und 1936 bei 901 Personen.[2] Wie konnten rassenhygienische Aspirationen des NS-Regimes so effizient nach der Rückgliederung des Saarlandes umgesetzt werden? Verübte das NS-Regime bereits im Voraus Einfluss auf das Gesundheitswesen? Klee betont: „Von allen medizinischen Fächern hat sich die Psychiatrie am radikalsten in den Dienst des Nationalsozialismus gestellt."[3] So gilt mein besonderes Interesse der Psychiatrie und stationär behandelten Patienten nach der Rückgliederung des Saarlandes an das deutsche Reich zwischen 1935 bis zur Schließung der saarländischen Anstalten zu Kriegsbeginn im Jahr 1939. Bedeutend für die regionalgeschichtliche Erforschung dieser Thematik und meiner Quellenerschließung ist die Dissertation „Zwangssterilisation und >Euthanasie< im Saarland 1933 – 1945" des Historikers Dr. Christoph Braß. Eine wichtige Quelle ist das Werk von Adolf Hitler „Mein Kampf", außerdem Publikationen der Ärztin Dr. Gisela Tascher. Für ein besseres Verständnis der Dynamisierung im Psychiatriewesen vor 1935 widme ich mich zunächst der Gründungsgeschichte der Psychiatrieanstalten des Saargebietes und ausführlich der Rassenhygiene im Nationalsozialismus sowie ihrem Ursprung. Im Hauptteil wird dahin gehend der Einfluss des NS-Regimes auf das Gesundheitswesen und die Dynamisierung in der Psychiatrie erörtert. Abschließend folgt eine Zusammenfassung des Sachverhaltes.

2. Die Gründungsgeschichte der Anstalten Homburg Saar und Merzig

„Die Situation der Psychiatrie in Deutschland spiegelte die politische – soziale Kultur

---

[1] Sabine Kramer, >>Ein ehrenhafter Verzicht auf Nachkommenschaft<<.Theoretische Grundlagen und Praxis der Zwangssterilisation im Dritten Reich am Beispiel der Rechtssprechung des Erbgesundheitsobergerichts Celle, Baden – Baden 1999 (Hannoversches Forum der Rechtswissenschaften, Bd. 10), S. 60.
[2] Vgl. Christoph Braß, Rassismus nach Innen – Erbgesundheitspolitik und Zwangssterilisation, St. Ingbert 1993 (Beiträge zur Regionalgeschichte, Heft 14), S. 18.
[3] Ernst Klee, Deutsche Medizin im Dritten Reich. Karrieren vor und nach 1945, Frankfurt am Main 2001, S.78.

wider."¹ Während der Kaiserzeit expandierte die Zahl der psychiatrischen Einrichtungen aufgrund steigender Patientenzahlen. Ursachen waren gesellschaftliche Umbrüche im Zusammenhang mit der Industrialisierung und, nach Dirk Blasius der „Ordnungspsychiatrie"² und „Armutspsychiatrie"³ zu zuschreiben.⁴ Missstände in der Verwahrung und das Ausbleiben einer therapeutischen Behandlung „unheilbarer" Patienten im Gegensatz zu „heilbaren" Patienten induzierte bereits Ende des 19.Jhd Diskussionen über eine Modernisierung des Psychiatriewesens. Reformbestrebungen zur Verbesserung der therapeutischen Behandlung wie zum Beispiel die Arbeitstherapie oder die offene Fürsorge sollten die Selbstständigkeit des Patienten fördern und die gesellschaftliche Akzeptanz verbessern. Außerdem stand die Modernisierung des Verwahrungssystems zur Debatte wonach das Lebensumfeld freundlicher gestaltet werden sollte. Orientiert an diesen Konzepten wurde die Heil- und Pflegeanstalt Merzig am 30.7.1876 eröffnet für über 800 Patienten. Merzig bot die Möglichkeit zum Ausbau landwirtschaftlicher Nutzflächen zur Beschäftigung der Patienten. Die Heil- und Pflegeanstalt Homburg Saar wurde von 1906 bis 1909 erbaut für über 1000 Patienten. Für eine freundlichere Gestaltung des Lebensumfeldes wurde die Anstalt „im finanziell und personell relativ aufwendigen" dezentralen Pavillonstil errichtet.⁵ Nach dem Ersten Weltkrieg wurde die Heil- und Pflegeanstalt geschlossen und 1929 als Nervenabteilung dem LKH (Landeskrankenhaus) Homburg Saar angegliedert.⁶ Bis zur Gründung des Saargebietes waren beide Anstalten zwei unterschiedlichen Regierungsbezirken unterstellt. Merzig oblag dem Regierungsbezirk Trier und Homburg der bayrischen Pfalz.⁷

3. Rassenhygiene im Nationalsozialismus und ihr Ursprung

Die Begrifflichkeit „Rassenhygiene" schuf Alfred Ploetz, ein deutscher Arzt, in seiner 1895 publizierten Monographie „Die Tüchtigkeit unserer Rasse und der Schutz der Schwachen".

---

¹ Sabine Kramer (1999), S.43.
² Ordnungspsychiatrie: Im deutschen Kaiserreich versuchten die Behörden als Institutionen der „Ordnungspsychiatrie", die öffentliche Sicherheit zu gewährleisten, indem „gewohnheitsmäßige Rechtsbrecher" bei der Ankunft im Gefängnis auf ihren Geisteszustand untersucht, häufig als geisteskrank eingestuft und dauerhaft in Anstalten eingewiesen wurden. (vgl. Hommen 1999: 33)
³ Armutspsychiatrie: Die Anstalten wurden vermehrt zu „medizinischen Armutshäusern". Der Grund war, dass die Versuchung der Kommunen stieg, ihrer Sozialverpflichtung zu entgehen, indem man ärmere Bürger auch bei vergleichsweise geringen Verhaltensauffälligkeiten in eine Anstalt einwies. (vgl. Braß 2004: 39f.)
⁴ Vgl. Christoph Braß, Zwangssterilisation und >Euthanasie< im Saarland 1933 – 1945, Paderborn, München, Wien [u.a.] 2004 (Sammlung Schöningh zur Geschichte und Gegenwart), S.39.
⁵ Vgl. Christoph Braß (2004), S.38 – 42.
⁶ Vgl. Christoph Braß (2004), S.187.
⁷ Christoph Braß (2004), S.38ff.

Thema: Der Wandel des Gesundheits- und Psychiatriewesen im Saarland 1935-1939 unter nationalsozialistischem Einfluss

Seiner Ansicht nach lag die Ursache der „Degeneration der Menschheit" am „Schutz der Schwachen". Nach Ploetz galt die Rassenhygiene als eine medizinische Teildisziplin und auf den menschlichen Fortpflanzungsprozess bezogene Hygiene.[1] „Rassenhygiene" wurde meist unter der Begrifflichkeit Eugenik als negative Eugenik verstanden. Wonach im Gegensatz zur positiven Eugenik, die „an den Möglichkeiten einer Kombination von Fortpflanzung und erhöhter Qualität des Erbguts"[2] ansetzte, nach Methoden gesucht wurde, „die Fortpflanzung jener Menschen zu verhindern, die auf unterdurchschnittliche Vererbungsqualitäten schließen ließen."[3]

Nach dem Ersten Weltkrieg bahnte sich eine zunehmende Radikalisierung in der negativen Eugenik an, welche weitläufige Akzeptanz in der Gesellschaft und Politik fand. Die Furcht vor der „Degeneration" des deutschen Volkes expandierte. Die hohe Totenbilanz, Lebensmittelknappheit, das herabgewirtschaftete Deutschland und der Geburtenrückgang waren ausschlaggebend.[4] Die zu Beginn der Weimarer Republik negierte Forderung nach Sterilisation psychisch und physisch „minderwertiger" Menschen auf freiwilliger Basis, als kostengünstiges Konzept statt einer dauerhaften Asylierung in Heilanstalten, gewann bis 1932 zunehmend an Zustimmung. Im Fokus stand die Kosten – Nutzen – Frage in Bezug auf die während der Kriegszeit zugenommene Zahl zu behandelnder Anstaltspatienten in staatlichen und kirchlichen Heil- und Pflegeanstalten.[5] „Zu Beginn des Jahres 1933 stand fest, daß die rassenhygienisch indizierte Sterilisierung legalisiert werden würde."[6]

Ein Kernelement der nationalsozialistischen Innenpolitik bildete die Umsetzung rassenhygienischer Ziele. Die Reinheit der „Rasse" stand im Mittelpunkt. Dadurch sollte eine forcierte Senkung der Fortpflanzung „Minderwertiger" erreicht werden.[7] Demzufolge galt ein Verbot der Mischung von „Rassen" als unvermeidbar, um der Mischung zwischen nicht „arischem" und deutschem Blut, aber auch „von gesundem mit krankem deutschen Erbgut" entgegenzuwirken.[8] Aufgrund der Annahme, dass sich „erbgesunde" Menschen langsamer vermehren würden als „Erbkranke" sprach der nationalsozialistische Staat „erbgesunden"

---

[1] Vgl. Sabine Kramer (1999), S. 30f.
[2] Sabine Kramer (1999), S. 31.
[3] Ebd.
[4] Vgl. Sabine Kramer (1999), S. 39.
[5] Vgl. Sabine Kramer (1999), S. 43ff.
[6] Hans – Walter Schmuhl,Rassenhygiene,Nationalsozialismus,Euthanaise.Von der Verhütung zur Vernichtung >lebensunwerten Lebens< 1890 – 1945, Göttingen 1987 (Kritische Studien zur Geschichtswissenschaft, Bd.75), S.104.
[7] Vgl. Sabine Kramer (1999), S. 59f.
[8] Vgl. Michaela Kollmann, Schulbücher im Nationalsozialismus. NS – Propaganda, „Rassenhygiene" und Manipulation, Saarbrücken 2006, S.57.

kinderreichen Familien zusätzliche Steuervorteile und wirtschaftliche Unterstützung zu.[1] Die Rechtsgrundlage zur Legitimierung rassenhygienischer Maßnahmen durch den Staat verabschiedete der „Reichsausschuss für Bevölkerungsfragen" zwischen Juni 1933 und 1935.[2]

Das erste Gesetz legitimierte die Zwangssterilisation „erbkranker" Menschen. „Erbkrank" war im Sinne des Gesetztes derjenige, der an angeborenem Schwachsinn, Schizophrenie, manisch – depressiven Irresein, erblichem Veitstanz[3], erblicher Blindheit, erblicher Taubheit, erblicher Fallsucht, körperlichen Missbildungen oder an schwerem Alkoholismus litt. Die Gesetzeslage umfasste neben dem Verbot der Eheschließung und „Kreuzung" nicht „arischer" und jüdischer Bürger mit Deutschen eine Verschärfung des Strafsystems, wonach nicht konforme Meinungen und Verhaltensäußerungen, in Bezug auf nationalsozialistische Ideologien, eine erbliche Veranlagung und „Minderwertigkeit" charakterisierten. Letztgenanntes diktierte das „Gesetz gegen gefährliche Gewohnheitsverbrecher", wonach ebenso die Asylierung „Asozialer" und „Gewohnheitsverbrecher" in einer psychiatrischen Einrichtung vollzogen werden konnte. Die Gewährleistung einer staatlichen Kontrolle und Neustrukturierung des Gesundheitswesens stellte das 1934 beschlossene „Gesetz zur Vereinheitlichung des Gesundheitswesens" dar.[4]

Die wichtigste Schlüsselfunktion zwischen Gesellschaft und NS – Politik, zur Gewährleistung einer weitläufigen Akzeptanz rassenhygienischer und rassenideologischer Bestrebungen, um eine gesellschaftliche Distanzierung und Abspaltung „Höherwertigen" gegenüber „Minderwertigen" zu erreichen, oblag der nationalsozialistische „Hetzpropaganda". Diese Aufgabe hatte im Saarland die Organisation „Deutsche Front"[5]. Bereits vor der Rückgliederung des Saargebietes übte sie massiven Druck auf die saarländische Bevölkerung aus.

---

[1] Vgl. Sabine Kramer (1999), S. 73.
[2] Vgl. Michaela Kollmann (2006), S. 67.
[3] Erblicher Veitstanz: "Die Huntington-Krankheit [im heutigen Sprachgebrauch als Chorea oder Morbus Huntington bekannt] ist eine sehr seltene, vererbbare Erkrankung des Gehirns. Sie ist eine fortschreitende Erkrankung, die meist zwischen dem 35. und 45. Lebensjahr ausbricht." [...] Viele Patienten leiden unter neurologischen Störungen, die sich beispielsweise als Bewegungsstörung oder psychisch bedingten Verhaltensstörungen äußern. "Im Fortgeschrittenen Stadium kommt ein Rückgang der Intelektuellen Fähigkeiten hinzu." [Anon.]: Was ist Huntington (Ohne Datum), online unter URL: www.dhh-ev.de/Was-ist-Huntington (Stand: 23.03.2017).
[4] Vgl. Michaela Kollmann (2006), S. 67 – 72.
[5] Deutsche Front: Eine Untergruppierung der NSDAP. Sie bündelte die Befürworter einer Rückgliederung des Saarlandes an das deutsche Reich. Seit der nationalsozialistischen Machtübernahme 1933 wurde sie vom „saarpfälzischen Gauleiter" Josef Bürckel der NSDAP im Namen von Hitler und Goebbels gelenkt und sollte den Nationalsozialismus im Saarland „gesellschaftsfähig" machen. (vgl. Tascher 2007: 3)

Thema: Der Wandel des Gesundheits- und Psychiatriewesen im Saarland 1935-1939 unter nationalsozialistischem Einfluss

Rassenhygienische und rassenideologische Forderungen des Propagandaprogramm der NSDAP (Nationalsozialistische Deutsche Arbeiterpartei) waren, wie zuletzt während der Weimarer Republik, neben geistig – ideologischen ökonomischen Ursprungs mit Verweis auf die Kosten – Nutzen – Frage. Wonach Sozialleistungen zur Unterstützung „Minderwertiger" in Frage gestellt wurden.[1] Maßgebend das erläuterte bereits Adolf Hitler in seinem Werk „Mein Kampf", war jedoch neben der „Erziehung der Jugend"[2], die Funktion des Einzelnen für das „Wohl des Volkes" und den „Erhalt der Rasse". So Adolf Hitler:

> „das Ziel und der Weg [müssen] bestimmt werden von der Sorge für die Erhaltung der Gesundheit unseres Volkes an Leib und Seele. Das Recht der persönlichen Freiheit tritt zurück gegenüber der Pflicht der Erhaltung der Rasse. Erst nach der Durchführung dieser Maßnahmen kann der medizinische Kampf gegen die Seuche selber mit einiger Aussicht auf Erfolg durchgeführt werden."[3]

4. Der nationalsozialistische Einfluss auf die Ärzteschaft im Saarland

Die Reko[4] erarbeitete zwischen 1920 und 1934, an den reichsdeutschen Gesetzen orientierte, Regelungen für das saarländische Gesundheits- und Sozialsystem. Dies förderte die gesellschaftliche Bindung und enge Verflechtung mit dem deutschen Reich.[5] Zwar mussten sich nach Inkraftsetzung der Bestimmungen des Versailler Friedensvertrages „die Heilberufe des Saargebietes in eigenen Berufsorganisationen organisieren"[6], jedoch waren diese meistens Untergruppierungen reichsdeutscher Organisationen wie zum Beispiel die „Bezirksgruppe Saar" der NSDÄB (Nationalsozialistischer Deutscher Ärztebund) gegründet im Jahr 1931. Des Weiteren wurden „direkte Mitglieder auf reichsdeutsche Ärztetagungen eingeladen, die als Delegierte des Saarlandes fungieren sollten."[7] Nach der Machtergreifung Adolf Hitlers 1933 zentrierte sich die Zielsetzung der NSDÄB, „nicht nur die Ärzteschaft, sondern das gesamte Gesundheitswesen dem

---

[1] Vgl. Michaela Kollmann (2006), S. 56ff.
[2] Vgl. Adolf Hitler, Mein Kampf. Eine Abrechnung, 317. Auflage, München 1938, S.278.
[3] Adolf Hitler, Mein Kampf. Eine Abrechnung, 317. Auflage, München 1938, S. 279.
[4] Reko: Regierungskommision, höchste Regierungsinstanz im Saargebiet ab 1920. Der Versailler Vertrag verlieh der Reko, das Recht, Änderungen des bestehenden Rechtszustandes vorzunehmen.
[5] Vgl. Gisela Tascher, Die Entwicklung des Gesundheitswesens im Saargebiet und Saarland von 1920 – 1956 im Spiegel der machtpolitischen Verhältnisse (29.1.2008), S.2, online unter URL: www.drestascher.de/index.php/veroeffentlichungen (Stand: 25.3.2017).
[6] Gisela Tascher,Erinnern – Gedenken – Aufklären. Das Schicksal jüdischer Ärzte im Saarland 1933 bis 1945, in: Saarländisches Ärzteblatt, Ausgabe 11 (2009), S.18.
[7] Ebd.

Führeranspruch der rassistisch und antisemitisch ausgerichteten Ideologie der NSDAP zu unterwerfen."[1]

Um diesen Prozess auch im Saarland zu durchzusetzen, wurden die Heilberufe, das Gesundheits- und Sozialwesen wie auch die reichdeutsche Sozialversicherung, die ein hohes Machtpotential darstellte, aktiv in den Rückgliederungskampf mit einbezogen. So hatte der ab 1933 begonnene Gleichschaltungsprozess des NS-Regimes von Staat und Gesellschaft, sowie in den saarländischen Berufsorganisationen propagierte Postulate der Erb- und Rassenpolitik, bereits vor der Rückgliederung, Auswirkungen auf das Gesundheits- und Sozialwesen im Saargebiet.[2] Reichsdeutsche ärztliche Zeitschriften, wie das „Deutsche Ärzteblatt" propagierten rassenideologische Inhalte und appellierten schon 1934 an „die Wichtigkeit des Abstimmungskampfes um die Rückgliederung des Saargebietes für das nationalsozialistische Deutschland."[3]

Zudem, beeinflusst von der nationalsozialistischen Gesetzgebung, wurden erschwerte Zulassungskriterien und Arbeitsbedingungen für jüdische Ärzte erlassen. Beispielsweise wurde im September 1933 „einem Saarlouiser Arzt mitgeteilt, dass er zukünftig keine Arzthelferinnen mehr ausbilden dürfte, da er nicht arisch sei."[4] Aufgrund dieser Entwicklungen emigrierten schon vor der Reichseinigung 1935 viele jüdische Ärzte.[5]

Nach der Rückgliederung des Saarlandes wurden weitere Gesetzesänderungen durchgeführt, welche u.a. die Erteilung der Approbation erschwerten, durch den Nachweis „arischer" Abstammung. 1938 wurde durch den Approbationsentzug ein generelles Arbeitsverbot gegen jüdische Ärzte verhängt.[6]

Dem rassenideologischen Einfluss der NS-Politik auf das saarländische Gesundheitswesen standen die „überwiegende Mehrheit"[7] der saarländischen Ärzte entweder offengegenüber oder griffen nicht in die zunehmende „Ausgrenzung, Vertreibung und Vernichtung ihrer jüdischen und regimekritischen Kollegen"[8] ein. Denn für eine medizinische Karriere oder hohe Position im Gesundheitswesen galt nicht mehr die fachliche Kompetenz sondern

---

[1] Gisela Tascher (2009), S.20.
[2] Vgl. Gisela Tascher (2008), S.2ff.
[3] Ebd.
[4] Albert Marx, Die Geschichte der Juden im Saarland – vom Ancien Régime bis zum Zweiten Weltkrieg, Saarbrücken 1992, S.176.
[5] Vgl. Gisela Tascher (2009), S. 21ff.
[6] Gisela Tascher (2009), S.16ff.
[7] Gisela Tascher (2009), S.16.
[8] Ebd.

Treue, Gehorsamkeit und Mitgliedschaft in der Partei als Voraussetzung.[1] Dies verdeutlicht u.a. die Berufslaufbahn des ab 1937 amtierenden Chefarztes der psychiatrischen Abteilung Homburg Saar Dr. Hans Heinrich Heene. Ab 1929 war er in Homburg als Psychiater tätig. 1935 wurde er Mitglied in der SS und 1936 Facharzt für Nervenleiden. Bereits ein Jahr später war Dr. Heene Leiter der Neurologischen Abteilung des LKH Homburg Saar.[2]

5. Die Zentralisierung des Gesundheitssystem im Saarland nach 1935

Der Gesetzeskatalog des „Reichsausschusses für Bevölkerungsfragen" legitimierte den Eingriff in die Persönlichkeitsrechte der „Erbkranken". Damit die Verfahrenssicherheit gestellt und die Durchführung in der Bevölkerung der eines rechtsstaatlichen Aktes glich, kooperierten die Reichskanzlei und die dem Reichsinnenministerium unterstellten staatlichen Behörden mit den Behörden des Reichsjustizministeriums ausgiebig.[3]

Beide Ministerien bildeten die höchste staatliche Verwaltungsinstanz. Dem Reichsjustizministerium waren Erbgesundheitsober- und Erbgesundheitsgerichte untergeordnet, welche an Oberlandesgerichte und Amtsgerichte angeschlossen wurden. Länderregierungen, Provinzialverwaltungen und Regierungspräsidenten dem Reichsinnenministerium. Heil- und Pflegeanstalten wurden dem Zuständigkeitsbereich der jeweiligen Landesregierung zugeteilt. Gesundheitsämter oblagen der Kontrolle des jeweiligen Regierungspräsidenten.[4] Nach der saarländischen Volksabstimmung am 13. Januar 1935 verfügte der Reichsjustizminister in einem Erlass vom 18. Oktober 1935 die Einrichtung eines Erbgesundheitsgerichtes in Saarbrücken.[5] Außerdem wurden nach einem Erlass des Reichsministers acht Gesundheitsämter errichtet und unter die Leitung des Regierungsdirektors Dr. Max Obé[6] gestellt.[7] „Die Untermauerung des rassischen Teils der NS-Weltanschauung bezweckt[e] auch Rüdins *Deutsche Forschungsanstalt für Psychiatrie*

---

[1] Vgl. Gisela Tascher (2008), S.2f.
[2] Vgl. Prof. Dr. Joachim Conrad, Heene Hanns Heinrich (Ohne Datum), online unter URL: www.saarland-biografien.de/Heene-Hanns-Heinrich (Stand: 26.03.2017).
[3] Vgl. Sabine Kramer (1999), S. 94f.
[4] Vgl. Sabine Kramer (1999), Darstellung, S. 159.
[5] Vgl. Christoph Braß (2004), S.59.
[6] Dr. Max Obé: Dr. med. 1935 NSDAP, auch NSDÄB. Verantwortlich für das Gesundheitswesen im Saargebiet, ab 1940 auch für die Pfalz (Frankenthal, Klingenmünster). (vgl. Klee 2014: 580)
[7] Gisela Tascher, Staat, Macht und ärztliche Berufsausübung 1920 – 1956. Gesundheitswesen und Politik: Das Beispiel Saarland, Paderborn, München, Wien [u.a.] 2010 (Sammlung Schöningh zur Geschichte und Gegenwart), S.146.

in München"[1] dort wurden nach der Eingliederung des Saarlandes die dortigen Amtsärzte und Richter indoktriniert, sowie auch Dr. Max Obé.[2]

Die Erfassung der „Erbkranken" und die Antragsstellung auf Sterilisation am Erbgesundheitsgericht oblag den Amtsärzten der staatlich verwalteten Gesundheitsämtern.[3] Damit Erstgenanntes lückenlos funktionieren konnte, verpflichtete das GzVeN (Gesetz zur Verhütung erbkranken Nachwuchses) neben Amtsärzten, approbierten und niedergelassenen Ärzten Berufstätige, welche an Heilbehandlungen, Untersuchungen oder Beratung von Kranken beteiligt waren, zur Unterstützung.[4] Darüberhinaus wurden auch, obwohl es nach dem GzVeN nicht explizit vorgesehen war, kommunale Entscheidungsträger wie Bürgermeister, kommunale Behörden und Parteiorganisationen zur Weiterleitung von Informationen über „Erbkrankverdächtige" gebeten.[5]

Nachdem der Antrag auf Unfruchtbarmachung an das Erbgesundheitsgericht weitergeleitet worden war, entschied ein Komitee aus einem Amtsrichter und zwei ärztlichen Beisitzern von denen einer besonders gut mit der Erbgesundheitslehre vertraut war über das Urteil. „Die Zahl der im Saarland als Richter am Erbgesundheitsverfahren beteiligten Ärzte war relativ klein: Nur jeder 16. saarländische Mediziner war als ärztlicher Mitrichter an der Entscheidung über die Sterilisation von ‚Erbkranken' beteiligt."[6]

Nach der Einführung des GzVeN im Saarland und dem Beginn der Durchführung der Sterilisationen ab Dezember 1935 stieg die Zahl der Sterilisationsanträge um ein Vielfaches, so wurden in den Jahren 1936 und 1937 insgesamt circa 1800 Anträge gestellt. In den Jahren 1938 halbierte sich diese Zahl und bis zur Evakuierung des Saarlandes im September 1939 sank die Anzahl der Sterilisationsanträge erneut. Dr. Cristoph Braß vermutet diesen Rückgang an der zunehmenden Abneigung der Bevölkerung erklären zu können, basierend auf dem prozentualen Rückgang der Selbstbeteiligung bei der Antragsstellung, 1936 befand sich die Zahl der Selbst – Anträge noch bei 23,86 Prozent, wohingegen 1938 diese bei 9,52 Prozent lag.[7]

---

[1] Ernst Klee, >>Euthanasie<< im Dritten Reich. Die >>Vernichtung lebensunwerten Lebens<<, 2. Auflage, Frankfurt am Main 2014, S.63.
[2] Vgl. Gisela Tascher, Die Entwicklung des Gesundheitswesens im Saargebiet und Saarland von 1920 – 1956 im Spiegel der machtpolitischen Verhältnisse (Dissertation der Medizinischen Fakultät der Ruprecht-Karl-Universität, Heidelberg 2007), S.149ff.
[3] Vgl. Christoph Braß (2004), S.69.
[4] Vgl. Christoph Braß (2004), S.66.
[5] Vgl. Christoph Braß (2004), S. 68f.
[6] Christoph Braß (1993), S. 23.
[7] Vgl. Christoph Braß (1993), S. 18.

Proseminar: Ausgegrenzt – ermordet – verdrängt. Die Geschichte von Psychiatriepatienten

Thema: Der Wandel des Gesundheits- und Psychiatriewesen im Saarland 1935-1939 unter nationalsozialistischem Einfluss

6. Das Schicksal der Anstaltspatienten im Saarland nach 1935

Die nationalsozialistische Propaganda der Erb- und Rassenpolitik setzte auf eine gezielte Endsolidarisierung zwischen Gesunden und Kranken. Um Ängste und Vorurteile gegen Geisteskranke zu evozieren, wurden die Anstalten auch für Besuchergruppen geöffnet, beispielsweise Schulklassen, Lehrern, höheren Beamten, Parteifunktionären und Offizieren, welchen man besonders abschreckend wirkende Patienten vorführte. Auch Ärzte der Nervenabteilung des LKH Homburg beteiligten sich an diesen Unterrichtungen.[1]

Um die Isolation der Patienten von der Gesellschaft zu dynamisieren wurde den Patienten das Verlassen der Psychiatrie nur unter Vorbehalt erlaubt. Die Patienten konnten die Anstalt erst nach der Durchführung der Sterilisation verlassen. Diese Vorschrift galt zudem für Urlaube und Familienbesuche.[2]

„Das GzVeN war der sichtbare und rechtsförmige Ausdruck einer Unterscheidung zwischen ‚wertvollem' und angeblich ‚weniger wertvollem' Leben"[3] wodurch die Aufwertung des Biologischen zum gesellschaftlichen Ordnungsprinzip verstärkt wurde.[4] Die Angst vor einem gesellschaftlichen Abstieg zerrüttete das Verhältnis zwischen Familien und ihren Angehörigen in den Anstalten. Beispielsweise schrieb der Bruder, einer aufgrund von „Verfolgungswahn" eingewiesenen Patientin, an die Merziger Anstalts- leitung, man möge jegliche Besuch unterbinden, da er fürchtete es könnte zu Gerede in seiner Gemeinde kommen.[5]

Anstaltspatienten, die nach dem GzVeN als „erbkrank" eingestuft worden sind, hatten zudem, wie auch ihre Familienangehörigen, mit finanziellen Dezimierungen zu rechnen.[6] So wurde am 26.5.1937 einem 1925 eingewiesenen Merziger Patienten, der im Ersten Weltkrieg diente, „unter Anerkennung einer Erwerbsminderung von zunächst 30, später 50 und schließlich 80 Prozent eine Kriegsopferrente wegen ‚Schizophrenie, ausgelöst durch Dienstbeschädigung'"[7] gestrichen. Mit der Begründung, dass „ein anlagebedingtes und kein zur Versorgung berechtigendes Leiden vorläge, da es durch eine Dienstbeschädigung weder entstanden, noch verschlimmert worden sei."[8]

„Die Diffamierung der geistig Behinderten wirkte sich auch auf das Leben in den Anstalten

---

[1] Vgl. Christoph Braß (2004), S.181.
[2] Vgl. Christoph Braß (2004), S.79.
[3] Christoph Braß (2004), S.178.
[4] Vgl. Christoph Braß (2004), S.184.
[5] Vgl. Christoph Braß (2004), S.183f.
[6] Vgl. Christoph Braß (2004), S.56 und S.122.
[7] Christoph Braß (2004), S.122.
[8] Ebd.

selbst aus."[1]

Seit der Machtübernahme reduzierte das NS-Regime die Ausgaben in der Anstaltsversorgung. Dies spiegelte sich an einer Minimierung der Belegschaft, dem Verzicht bestimmter Therapieformen, der medizinischen Versorgung und Verschlechterung der Ernährung wider.[2] Eine Kosteneinsparung im psychiatrischen Sektor lässt sich an Gisela Taschers publizierten Angaben verdeutlichen. Obwohl 1937 die Zahl der stationären Behandlungen bei 90,3% (2418 Patienten) lag, waren am 1.1.1938 von 486 im Saarland tätigen Ärzten nur sieben Fachärzte auf Nerven- und Geisteskrankheiten spezialisiert.[3]

In diesem Zusammenhang ist erwähnenswert, dass die staatlich verordnete Auflösung der kirchlichen und privaten Pflegeheime im Jahr 1937 eine Überbelegung zur Folge hatte. Wie der Verwaltungsbericht der Anstalt Merzig zeigt, stieg die Zahl der stationären Patienten von maximal 850 auf 949 Patienten an.[4]

Nach Braß kann eine menschenverachtende Denkweise der Anstaltsärzte zwar nicht verallgemeinert werden, jedoch zeigt sich, dass die nationalsozialistische Erb- und Rassenpolitik auch Einfluss auf die Anstaltsärzte selbst hatte. Dies bestätigt das Gutachtenschreiben eines Merziger Psychiaters über die Anstaltspatientin Barbara Massud vom 9.8.1939, welche zwei Wochen zuvor wegen „Trunkenheit" eingeliefert worden war.[5] Zynisch beschreibt der Psychiater die Sinnlosigkeit einer therapeutischen Behandlung der „erbkranken" Patientin.

> „Irgendeine Besserung [...] ist nicht zu erwarten.[...] Einerlei, ob sie 3 Monate oder 3 Jahre hier zubringen würde, so würde sie doch wieder sofort anfangen zu trinken.[...] Sie müsste u.E. irgendwo untergebracht werden, wo der Versuch gemacht werden könnte, sie in strenger Disziplin zu vernünftiger Arbeit zu erziehen, etwa in einer Arbeitsanstalt oder in einem Konzentrationslager."[6]

Normverletzungen politischer, moralischer oder sozialer Art wurden nach den Gesetzen zur Rassenhygiene als biologisch determinierte Defekte bezeichnet und diagnostiziert. Neben dem Vollzug der Zwangssterilisation galt die Zwangseinweisung in eine psychiatrische

---

[1] Christoph Braß (2004), S. 184.
[2] Ebd.
[3] Vgl. Gisela Tascher (2010), S.176.
[4] Vgl. Christoph Braß (2004), S.236.
[5] Vgl. Christoph Braß (2004), S185.
[6] 18. Krankenakte der Anstalt Merzig, Saarländisches Landesarchiv Saarbrücken, zitiert nach: Christoph Braß (2004), S.185.

Anstalt als zusätzliche staatlich verordnete Sanktion.[1] So führte die Patientenliste aus Merzig von 1939, neben tatsächlich psychisch und physisch Kranken, 27 Kriminelle.[2] Dies verdeutlicht, welche Funktion der Heil- und Pflegeanstalt im Dritten Reich zu teil wurde. Die Einweisung in eine Psychiatrie glich einer Strafmaßnahme und orientierte sich weniger an den Möglichkeiten einer Pflege und therapeutischen Behandlung tatsächlich geisteskranker Menschen.

7. Zusammenfassung

Wie die Untersuchung bestätigt, wurde das Gesundheitswesen im Saarland bereits vor der Rückgliederung an das Deutsche Reich im Jahr 1935 von der Erb- und Rassenpolitik des NS-Regimes beeinflusst. Der Einfluss auf ärztliche Berufsorganisationen und auf die Bevölkerung vor der Rückgliederung schuf die essenzielle Ausgangssituation, um Postulate der rassenhygienisch orientierten Gesundheitspolitik des NS-Regimes in kürzester Zeit, nach der Rückgliederung des Saarlandes, umzusetzen. Die Eröffnung zahlreicher Gesundheitsämter, des Erbgesundheitsamtes Saarbrücken und Besetzung von Schlüsselpositionen in der Politik und Medizin durch regimetreue Parteimitglieder festigten dabei die Machtausübung der Nationalsozialisten und die Neustrukturierung, Zentralisierung und Verstaatlichung des Gesundheitswesens. Zeitgleich traten auch die Gesetze zur Rassenhygiene im Saarland in Kraft. Dies erweiterte den Handlungsspielraum der behandelnden Ärzte und Richter und legitimierte den massiven Eingriff in die Persönlichkeitsrechte „erbkranker" Menschen. Einher mit der Entwicklung im Gesundheitssystems und der Gesellschaft veränderte sich auch die Situation in den Psychiatrien. Im Gegensatz zu dem finanziell und personell aufwendigen Modernisierungsprogramm des Anstaltswesens während der Kaiserzeit mit dem Ziel einer möglichen Reintegration von Psychiatriepatienten beabsichtigte das NS-Regime finanzielle Einsparungen im psychiatrischen Sektor, verbunden mit einer aktiven Endsoldarisierung, Isolation und Diffamierung „Erbkranker" Patienten, wodurch menschenunwürdige Lebensumstände in den Psychiatrien geschaffen wurden.

Christoph Braß betont, dass sich die Psychiatrie während des Dritten Reiches nicht in einer eindimensionalen Abwärtsbewegung entwickelte, sondern dass es eine vielschichtige Verschränkung zwischen Modernitätsstreben auf der einen und rassenhygienischer

---

[1] Vgl. Christoph Braß (2004), S.213f.
[2] Vgl. Christoph Braß (2004), S.205.

Repression auf der anderen Seite gab.[1] Um diese These eindeutig beantworten zu können, bedarf es jedoch weiterer Untersuchungen.

8. Quellen- und Literaturverzeichnis

Unveröffentlichte Quellen

18. Krankenakte der Anstalt Merzig, Saarländisches Landesarchiv Saarbrücken, zitiert nach: Christoph Braß: Zwangssterilisation und >Euthanasie< im Saarland 1933 – 1945, Paderborn, München, Wien [u.a.] 2004.

Veröffentlichte Quelle

Hitler, Adolf: Mein Kampf. Eine Abrechnung, 317. Auflage, München 1938.

Literatur

Braß, Christoph: Rassismus nach Innen – Erbgesundheitspolitik und Zwangssterilisation, St. Ingbert 1993 (Beiträge zur Regionalgeschichte, Heft 14).
Braß, Christoph: Zwangssterilisation und >Euthanasie< im Saarland 1933 – 1945, Paderborn, München, Wien [u.a.] 2004 (Sammlung Schöningh zur Geschichte und Gegenwart).
Hommen, Tanja: Sittlichkeitsverbrechen. Sexuelle Gewalt im Kaiserreich, Frankfurt am Main, New York 1999 (Geschichte und Geschlechter, Bd. 28).
Klee, Ernst: Deutsche Medizin im Dritten Reich, Karrieren vor und nach 1945, Frankfurt am Main 2001.
Klee, Ernst: >>Euthanasie<< im Dritten Reich. Die >>Vernichtung lebensunwerten Lebens<<, 2. Auflage, Frankfurt am Main 2014.
Kollmann, Michaela: Schulbücher im Nationalsozialismus. NS – Propaganda, „Rassenhygiene" und Manipulation, Saarbrücken 2006.
Kramer, Sabine: >>Ein ehrenhafter Verzicht auf Nachkommenschaft<<. Theoretische Grundlagen und Praxis der Zwangssterilisation im Dritten Reich am Beispiel der Recht-

---

[1] Christoph Braß (2004), S.188.

sprechung des Erbgesundheitsobergerichts Celle, Baden – Baden 1999 (Hannoversches Forum der Rechtswissenschaften, Bd. 10).

Marx, Albert: Die Geschichte der Juden im Saarland – vom Ancien Régime bis zum Zweiten Weltkrieg, Saarbrücken 1992.

Schmuhl, Hans – Walter: Rassenhygiene,Nationalsozialismus,Euthanaise.Von der Verhütung zur Vernichtung >lebensunwerten Lebens< 1890 – 1945, Göttingen 1987 (Kritische Studien zur Geschichtswissenschafft, Bd.75).

Tascher, Gisela: Die Entwicklung des Gesundheitswesens im Saargebiet und Saarland von 1920 – 1956 im Spiegel der machtpolitischen Verhältnisse (Diss. der Medizinischen Fakultät der Ruprecht-Karl-Universität, Heidelberg 2007).

Tascher, Gisela: Erinnern – Gedenken – Aufklären. Das Schicksal jüdischer Ärzte im Saarland 1933 bis 1945, in: Saarländisches Ärzteblatt Ausgabe 11 (2009).

Tascher, Gisela: Staat, Macht und ärztliche Berufsausübung 1920 – 1956. Gesundheitswesen und Politik: Das Beispiel Saarland, Paderborn, München, Wien [u.a.] 2010 (Sammlung Schöningh zur Geschichte und Gegenwart).

9. Internetquellen

[Anon.]: Was ist Huntington (Ohne Datum), online unter URL: http://www.dhh-ev.de/Was-ist-Huntington (Stand: 23.03.2017).

Conrad, Joachim Prof. Dr.: Heene Hanns Heinrich (Ohne Datum), online unter URL: http://www.saarland-biografien.de/Heene-Hans-Heinrich (Stand: 26.03.2017).

Tascher, Gisela: Die Entwicklung des Gesundheitswesens im Saargebiet und Saarland von 1920 – 1956 im Spiegel der machtpolitischen Verhältnisse (29.1.2008), online unter URL: http://www.ub.uni-heidelberg.de/archiv/8059 (Stand: 25.3.2017).

BEI GRIN MACHT SICH IHR WISSEN BEZAHLT

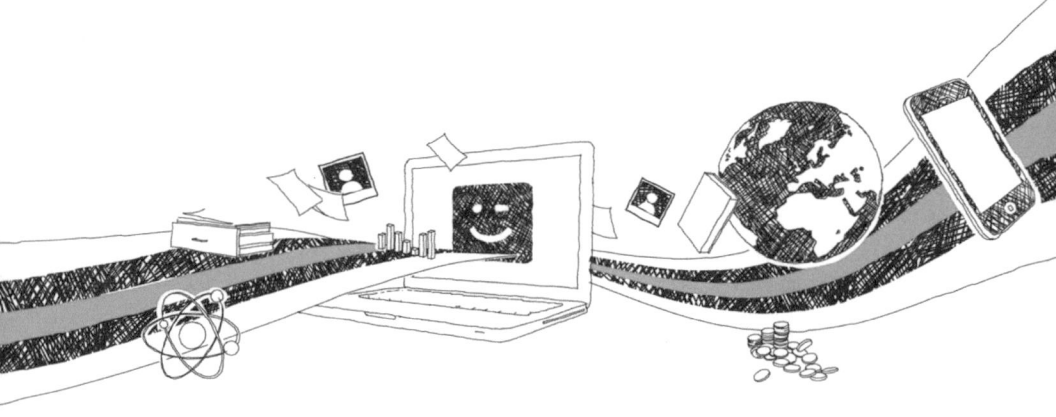

- Wir veröffentlichen Ihre Hausarbeit, Bachelor- und Masterarbeit

- Ihr eigenes eBook und Buch - weltweit in allen wichtigen Shops

- Verdienen Sie an jedem Verkauf

Jetzt bei www.GRIN.com hochladen und kostenlos publizieren